DU TRAITEMENT

DU CROUP,

EN GÉNÉRAL,

ET PARTICULIÈREMENT DE L'EMPLOI DU SOUS-BORATE DE SOUDE DANS CETTE MALADIE,

Par M. LERICHE,

Docteur en Médecine, Membre de l'Académie de médecine de Marseille, de la Société de médecine de Gand, de Bruxelles, de Chambéry, de Leipzig, de la Société de médecine et de chirurgie pratique de Montpellier, de la Société médicale d'émulation de Lyon; ex-chirurgien militaire, Ancien médecin de la Charité maternelle de Lyon, et des dispensaires de cette ville.

PARIS

F. SAVY, LIBRAIRE, 20, RUE BONAPARTE, 20.

G. BAILLIÈRE, LIBRAIRE, 17, RUE DE L'ÉCOLE-DE-MÉDECINE, 17.

1860

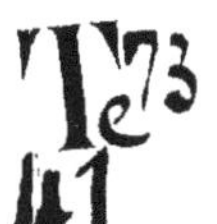

DU TRAITEMENT

DU CROUP,

EN GÉNÉRAL,

ET PARTICULIÈREMENT DE L'EMPLOI DU SOUS-BORATE DE SOUDE DANS CETTE MALADIE,

Par M. LERICHE,

Docteur en Médecine, Membre de l'Académie de médecine de Marseille, de la Société de médecine de Gand, de Bruxelles, de Chambéry, de Leipzig, de la Société de médecine et de chirurgie pratique de Montpellier, de la Société médicale d'émulation de Lyon; ex-chirurgien militaire, Ancien médecin de la Charité maternelle de Lyon, et des dispensaires de cette ville.

PARIS

F. SAVY, LIBRAIRE, 20, RUE BONAPARTE, 20.

G. BAILLIÈRE, LIBRAIRE, 17, RUE DE L'ÉCOLE-DE-MÉDECINE, 17.

1860

DU TRAITEMENT DU CROUP

Le croup, spécialement caractérisé par la présence d'une fausse membrane qui tapisse l'intérieur du larynx qu'elle rétrécit, est une maladie qui sévit surtout avec intensité dans la première enfance. La gravité de cette lésion qui règne souvent d'une manière épidémique, a plusieurs fois fixé l'attention des gouvernements.

En 1807, l'empereur Napoléon rendit un décret daté du camp de Finkestein, dans le but d'ouvrir un concours qui permît de mieux étudier cette terrible maladie. La Faculté de médecine de Paris fut alors chargée de rédiger un certain nombre de questions, parmi lesquelles on remarquait la suivante : « *Est-il un traitement auquel on puisse attribuer d'une manière spéciale et évidente non-seulement le soulagement, mais la guérison du croup?* »

Lorsqu'on examine les nombreuses monographies qui ont été écrites sur le croup à cette époque, l'on demeure convaincu des difficultés qu'ont éprouvées les auteurs, quand il s'est agi de se prononcer sur le meilleur mode de traitement. Le plus grand nombre, imbus des principes qui dominaient dans les doctrines médicales du temps, se sont efforcés d'en faire ressortir des moyens pratiques que l'expérience plus tard n'a point confirmés; aussi, malgré le puissant stimulant que le génie du commencement du XIXe siècle savait imprimer à toutes les questions, la thérapeutique du croup resta encore plongée dans les ténèbres.

En 1821, M. Bretonneau de Tours essaya de démontrer, dans plusieurs mémoires qu'il adressa à l'Académie impériale de médecine, que le croup se présentait sous plusieurs formes qu'il essaya de ramener à une seule, à laquelle il donna le nom d'*angine diphthéritique*. Pour lui, à cette époque, l'affection était toute locale et accidentelle. Cette manière d'envisager le croup conduisit M. Bretonneau à formuler la pensée, que les moyens généraux employés seuls étaient impuissants à le guérir; il les regardait même comme d'une utilité douteuse; il arriva à cette conclusion qu'il fallait un traitement local. Mais aujourd'hui que le temps et l'expérience ont démontré l'erreur d'une semblable doctrine, on pense généralement que le croup est une affection plus générale, qu'il existe autre chose que des pseudo-membranes formées dans le larynx. La plupart des médecins admettent l'existence d'une cause spéciale, occulte, difficile à expliquer, mais qui n'en est pas moins évidente.

L'histoire des causes dans les maladies est, nous le savons, un des écueils sans nombre contre lesquels vient se heurter l'intelligence humaine; car la science intuitive n'est point le partage de l'homme. Toute l'activité de son intelligence est le plus souvent incapable de pénétrer à fond le mystère des causes morbides.

Il y a, dans le développement de toutes les maladies aiguës ou chroniques, des faits mystérieux, impénétrables, qui ont fait dire à Celse, que la médecine est couverte de ténèbres, et n'est encore, malgré les immenses travaux qu'elle a suscités et les découvertes qu'elle a fait réaliser, qu'une science conjecturale rarement d'accord avec les hypothèses, et presque aussi rarement avec les faits.

Les mêmes idées n'ont pas toujours été également accueillies dans les divers pays; ainsi, malgré l'opinion si bien formulée par M. Bretonneau, que les traitements topiques sont les plus efficaces dans l'angine couenneuse, on constate qu'à cette époque les Allemands et les Anglais ne partageaient point ces théories physiologiques. En France, au contraire, ces théories propagées avec une ardeur et une habileté sans égale, envahissaient tous les bons esprits.

Mais, la médecine, fille du temps, et dont le laborieux enfantement n'est pas dû à l'esprit de l'homme, est un *art*, comme le dit Baglivi, que chacun exerce selon son aptitude; elle s'appuie sur l'expérience et l'étude des résultats ; pour arriver à connaître, à voir, à expliquer les divers genres de lésions morbides. La médecine est un *art* qui laisse de côté, dans la pratique, tout ce qui n'est que probabilité et hypothèse, et va chercher, pour combattre les maladies, des armes dans les préceptes consacrés par l'expérience des siècles. La nature a des lois qui lui sont propres, et l'esprit humain ne peut en fixer les bornes : aussi avons-nous vu arriver l'époque des spécifiques, qui a fait dire à M. Gendron, que l'angine pseudo-membraneuse n'est point enrayée dans sa marche par les révulsifs, vomitifs, les purgatifs et les saignées, mais qu'il n'y a qu'un traitement topique convenable, qui puisse arrêter les progrès de cette maladie. Il s'appuie, pour émettre une pareille idée, sur ce que les anciens avaient remarqué que certains ulcères de la bouche cédaient à des applications astringentes et caustiques.

Le temps est venu d'apprécier les résultats de toutes ces doctrines, et de formuler un mode de traitement qui soit plus en harmonie avec les progrès de la science, afin qu'il devienne un guide plus certain pour le praticien, et qu'il soit surtout plus profitable aux malades. Le but que je me propose dans ce travail est donc d'éclairer, autant qu'il me sera possible, le traitement du croup, et à cet effet je vais examiner, en les discutant, les moyens employés aux différentes époques contre cette maladies.

Le nombre des moyens qui ont été employés contre le croup ne laisse pas que d'être nombreux ; je ne pourrai les examiner tous, mais j'étudierai les principaux, en observant l'ordre suivant : 1° les *émissions sanguines* ; 2° les *vomitifs ;*

3° les *modificateurs généraux* ; 4° les *antispasmodiques* ; 5° les *toniques* ; 6° les *affusions* ; 7° les *vapeurs humides* ; 8° les *frictions mercurielles*; 9° les *vésicatoires*; 10° les *bains généraux*; 11° les *modificrteurs locaux*; 12° le *cathétérisme du larynx*; 13° le *tubage du larynx*; 14° la *trachéotomie*.

1° *Émissions sanguines.*— Portal, dans son Traité du croup, insiste sur la nécessité de la saignée, et il en parle dans ces termes : « Ayant fait saigner très-utilement quelques en« fants avec des quintes de toux glapissantes, dont le pouls « était plein et la face devenue violette, ils en éprouvèrent un « grand bien. » L'insuffisance des symptômes mentionnés par Portal est regrettable ; car on est en droit de se demander si, dans les faits qu'il a observés, il existait un véritable croup; pour mon compte, je ne le pense pas, je crois bien plutôt qu'il a eu affaire à des pseudo-croup ; il est rare du moins que dans l'angine couenneuse, le pouls s'élève dès le début.

Corvisart, qui partageait à peu près les opinions de Portal, relativement aux émissions sanguines dans le croup, voulait cependant que l'on ne mît que 4 ou 5 sangsues de chaque côté du cou au début de la maladie, et lorsqu'il existait une inflammation un peu vive, il conseillait la saignée. Combien d'avantages, dit il, n'ont pas retirés de ces saignées ceux qui ont su y recourir à propos, non-seulement pour diminuer l'intensité de l'orthopnée, mais aussi pour remettre le malade dans l'heureuse disposition de retirer de l'avantage des autres moyens. Les objections que nous avons faites à Portal, s'adressent également à Corvisart; les détails qu'il donne sur les maladies qui ont été soumises aux émissions sanguines, ne prouvent pas que l'on ait eu a faire à un véritable croup.

M. West, cédant aux idées physiologiques de son temps, conseille aussi la saignée: mais, allant plus loin que ses prédécesseurs, il veut qu'elle soit faite à haute dose. Je n'ai pas besoin d'insister plus longuement sur le danger d'une pareille doctrine. Frank voulait que l'on débutât par la saignée ; il la regardait même comme d'un emploi absolument nécessaire. Cependant, déjà bien des praticiens s'étaient élevés contre l'emploi des évacuations sanguines. Pearson, Huggan, Double, Michaelis, l'avaient prescrite dans le croup. Est-ce que le croup, dit Frank, en répondant à ses adversaires, est la seule maladie dans laquelle la saignée, assurément indiquée, ne réponde pas aux espérances fondées sur elle ? Cela n'arrive-t-il pas cent fois dans la péripneumonie, les autres inflammations, etc. ? Oui, sans doute, la saignée échoue quelquefois dans ces maladies, même lorsque l'indication en est très-précise ; mais ce sont là des exceptions, tandis que, dans le croup vrai, je regarde la saignée employée au début, sinon comme dangereuse, au moins comme inutile. L'expérience a aujourd'hui démontré la nature erronée des idées émises par Sachse, qui voulait que la saignée fût toujours utile dans toutes les périodes du croup.

Les émissions sanguines, qu'elles soient locales ou générales, sont donc loin d'être utiles, du moins le plus souvent, dans le croup. M. Bretonneau avait remarqué, dans une épidémie de croup qu'il a observée en Touraine, que la maladie prenait un accroissement *plus rapide* après la saignée. Dans une épidémie qui régna en 1825 dans un village nommé la Chapelle Vérouge, aux environs de la Ferté-Gaucher, et qui fut des plus graves, puisqu'elle attaqua successivement soixante enfants, les malades, qui étaient presque tous des garçons, moururent malgré les émissions sanguines. M. Roche, en parlant de l'emploi des sangsues dans la laryngite pseudo-membraneuse, rejette également ce moyen, et dit : l'efficacité des saignées locales n'est rien moins que prouvée ; elles sont même dangereuses, et doivent être sérieusement proscrites, chez les enfants très-affaiblis, soit par des maladies antérieures, soit par un mauvais régime.

Pour qu'une pareille opinion ait été aussi nettement formulée, il y a trente et quelques années, par un partisan bien déterminé de la médecine antiphlogistique, il a fallu que le mauvais effet des saignées lui fût bien démontré. De nos jours, M. Michel Levy a professé la même opinion. Malgré cela cependant, les opinions émises par MM. Rilliet et Barthez, et

Barrier prévalent encore généralement dans la pratique de certains médecins ; il est vrai que leurs conseils son empreints d'une très grande sagesse, et qu'ils ne veulent de saignées, ou plutôt d'émissions sanguines, que dans certains cas bien déterminés, alors que les petits malades sont forts, vigoureux, et qu'il existe une réaction fébrile bien marquée. Tout en admettant que dans ces cas exceptionnels les émissions sanguines peuvent être utiles, je ne saurais trop m'élever contre les applications nombreuses de sangsues sur la partie latérale du cou, car leur emploi a l'inconvénient de déterminer une hémorrhagie quelquefois très difficile à arrêter chez les jeunes enfants. C'est là un danger qui a causé la mort de plus d'un petit malade. Un autre inconvénient de l'emploi des sangsues, c'est qu'on ne peut jamais déterminer la quantité du sang perdu.

En résumant ma pensée sur la valeur réelle des émissions sanguines dans le croup, je dirai que la *phlébotomie* doit être employée, et cela dans des cas bien déterminés, c'est à-dire chez des individus forts, vigoureux, et chez lesquels il existe un état fébrile intense. L'existence d'une épidémie ne doit pas être une raison suffisante pour la proscrire ; c'est le génie de la maladie qu'il faut consulter ; tantôt elle peut être efficace : d'autres fois, comme l'a observé M. Bretonneau, les émissions sanguines ont les résultats les plus funestes.

2° Vomitifs. Depuis le moment où l'on a institué en quelque sorte un traitement pour le croup, c'est-à-dire depuis qu'on a réglé l'ordre dans lequel on doit procéder pour l'emploi des médicaments, on voit toujours figurer en première ligne les vomitifs. On a seulement varié dans la nature du médicament; les uns ont employé l'émétique, les autres l'ipécacuanha, le sulfate de cuivre, etc. Ce dernier médicament, pendant quelque temps, avait joui d'une certaine préférence sur les autres; on avait cru lui trouver une action spéciale. Mais l'usage fréquent que j'en ai fait m'a appris qu'il n'en était rien, qu'il n'agissait ni mieux, ni plus mal que les autres.

Malgré les assertions de M. Missoux, qui, sur 22 croups, n'en a perdu que 2, je suis toujours à me demander, si avec l'émétique, ou l'ipécacuanha il n'eût pas obtenu le même résultat.

Une question importante à résoudre est de savoir si l'on doit, dans l'état actuel de la science, employer les *vomitifs* à toutes les périodes du croup, et s'ils ont une action spéciale sur la maladie elle-même. On ne trouve point, dans les annales de la science, d'observations qui permettent de répondre négativement ou positivement à la question précédente ; la médication vomitive n'a jamais été seule mise en usage ; toujours, à cause de la rapidité et de la gravité des accidents du croup, elle a été associée à d'autres médicaments ; aussi les auteurs sont-ils partagés relativement à l'époque à laquelle on doit employer les vomitifs.

Corvisart, tout en recommandant les vomitifs, ne les emploie cependant qu'avec une certaine réserve ; car il dit : « Je ne « crois pas que, lorsque le croup est bien formé, que les voies « aériennes sont pleines de mucosités et de concrétions mem- « braneuses adhérentes à la cavité du larynx, de la trachée ar- « tère des bronches, les vomitifs puissent être de quelque effi- « cacité, si bien plus ils ne sont pas nuisibles. » M. Lubinsky conseille de ne point employer les vomitifs dans la première période ; il craint qu'ils ne soient nuisibles ; il les réserve pour l'époque à laquelle les fausses membranes sont flottantes ; comme on le voit, il partage en grande partie l'opinion de Corvisart.

Si un médecin est appelé auprès d'un enfant supposé atteint du croup, et qui est au début de la maladie, alors que des caractères bien trenchés n'ont point encore paru et qu'il peut rester du doute dans l'esprit, il faut, sans hésiter, administrer de l'émétique à dose moyenne, 10 à 15 centigrammes ; il agit alors comme un véritable spécifique, et je crois que la plupart des observations qui ont été publiées pour démontrer l'efficacité de l'émétique, appartiennent à cette phase du croup. Dans ces derniers temps, MM. Constantin et Bouchut sont venus préconiser l'émétique à haute dose dans cette maladie ; déjà, en 1807, Bourriat, médecin de Bourges, avait employé ce moyen avec succès ; M. le docteur Baizeau, de son côté, a rapporté trois observations favorables à ce traitement; nous-mêmes, nous pourrions citer deux cas où nous n'avons pas employé d'autre médication, et nous avons très-bien réussi. En sera-t-il toujours de même ? c'est à l'expérience à prononcer. Quant à ranger l'émétique dans les médicaments fluidifiants, comme le veut M. Isnard, il me semble que c'est là une hypothèse, qui ne repose pas sur des données scientifiques bien établies; car je ne sache pas que personne, avant M. Isnard, ait eu cette pensée.

3° MODIFICATEURS GÉNÉRAUX.

Sous cette dénomination, je comprendrai l'emploi des substances alcalines qui ont été proposées pour le traitement du croup, et leur nombre, comme nous le verrons, est assez considérable : nous les examinerons séparément ; car leur efficacité est loin d'être identique; l'idée théorique qui a conduit à l'emploi des sels alcalins dans le croup, était basée sur l'expérience hypothétique qu'ils avaient la propriété de dissoudre les fausses membranes. M. Rochoux s'en est montré un grand partisan. Je n'examinerai point toute la série des sels de cette nature qui ont été employés, je ne m'occuperai que de ceux qui sont le plus souvent conseillés. Quoique les faits semblent démontrer que les alcalis ont presque tous une grande action sur les pseudo-membranes, cependant il en est quelques-uns qui sont doués d'une plus grande puissance ; ce sont ces derniers seulement que je me propose d'étudier.

A. *Sulfure de potasse.* — Proposé en 1808, il est vraiment curieux de voir quelques auteurs modernes qui parlent du croup, s'efforcer de le faire adopter. Double, qui a reconnu l'inefficacité du sulfure de potasse, s'exprime ainsi : « Il est « trop lent pour qu'on puisse compter sur ce moyen quand la « maladie est déclarée. » Franck, dans son Traité de pathologie générale, à l'article croup, rejette le sulfure de potasse et cela d'une manière absolue; il se sert même, à cette occasion, d'une expression assez triviale et qui est la suivante : « peut- » on donner à des enfants une semblable *cochonnerie*? » Je pense donc que c'est un moyen qui doit être définitivement abandonné.

B. Carbonate de potasse. — Le carbonate de potasse a été recommandé par M. Luzinsky, à la dose de 0,60 de 6 à 8 grammes par jour; de manière à diminuer la crase du sang. C'est à l'exemple de Caron, Wolf et Double, que ce médicament a été de nouveau prescrit. L'usage que j'en ai fait ne m'a pas donné les résultats que j'avais droit d'en attendre; les malades ont difficilement supporté ce sel, à cause du goût désagréable qu'il laisse dans la bouche.

C. Bi-carbonate de soude. — Le bi-carbonate de soude a surtout été conseillé par M. Marchal de (Calvi), à la dose de un gramme toutes les demi-heures. Malgré la haute protection, sous le patronage de laquelle se présentait ce médicament, je ne lui ai point reconnu dans le véritable croup d'action utile. Mais toutes les fois qu'il s'est agi d'une angine diphthéritique, il m'a paru avantageux à cause de la modification qu'il apporte dans les symptômes morbides. Il ne me paraît cependant, dans aucun cas, comme efficacité, pouvoir être comparé comme agent thérapeutique avec le borate de soude, dont les effets salutaires sont beaucoup plus marqués.

D. Chlorate de potasse. — C'est à MM. Herpin et Blache que l'on doit la réhabilitation du chlorate de potasse, qui depuis longtemps était resté presque dans l'oubli. L'étude clinique d'un grand nombre de médecins français et anglais ont démontré son efficacité dans certaines affections de la muqueuse buccale, et particulièrement dans celles qui sont accompagnées d'ulcérations avec salivation et production de fausses membranes.

Il était tout naturel de supposer que l'action de ce médicament devait également avoir de bons résultats dans les affections pseudo-membraneuses du pharynx, et de la partie supérieure des voies respiratoires. La parenté de ces deux affections, la stomatite couenneuse et l'affection pseudo-membraneuse du larynx, devait faire espérer que le chlorate de potasse se montrerait, employé dans ces deux cas, d'une égale efficacité. En effet, les observations publiées par M. Isambert, semblent l'établir très nettement ; mais il en est de ce médicament comme de tous les autres, qui, vantés outre mesure, tombent bientôt dans un oubli complet. De nouvelles observations sont venues sinon infirmer, du moins diminuer les espérances que l'on avait conçues de l'emploi du chlorate de potasse. M. le professeur Trousseau, dans un rapport lu en 1856, à l'Académie impériale de médecine, a établi que le chlorate de potasse s'était montré d'une efficacité plus que douteuse dans l'épidémie diphtéritique de Boulogne.

Malgré la présence de ce sel dans la salive, après quelques minutes de son emploi, il faut au moins 24 heures de son usage pour que son action se fasse sentir, et encore est-elle plutôt locale que générale. Le chlorate de potasse n'est donc pas un médicament que l'on puisse employer d'urgence, et on peut tout au plus le donner au début de la maladie sous peine de le voir échouer lorsqu'elle est confirmée. Aussi depuis quelque temps il semble que son usage devient de moins en moins général.

E. Chlorate de soude. — M. Barthez a publié plusieurs observations, qui tendent à faire admettre l'emploi du chlorate de soude dans la pratique ; ce médecin insiste surtout sur la nécessité de faire des instillations dans le larynx. L'action de ce sel sur les fausses membranes serait, d'après M. Barthez, assez puissante ; il les ramollirait, leur ferait perdre un peu de leur opacité ; leur tissu deviendrait moins serré, plus transparent, puis diffluent ; leur forme pseudo-membraneuse disparaîtrait sans qu'elles perdissent leur cohésion.

Dans l'emploi de ce sel, il y a la plus grande analogie avec le borate de soude ; seulement ce dernier l'emporte beaucoup sur tous les autres.

F. Borate de soude. — Autrefois le *borax* était employé comme fondant, et surtout comme emménagogue, principalement par Starke. Plusieurs médecins, et en particulier Loeffler, l'ont préconisé comme possédant la vertu que l'on attribue au seigle ergoté dans l'obstétrique ; on l'administrait à la dose de 2 à 4 grammes.

M. Récamier a donné quelquefois avec avantage le borax comme diaphorétique ou sédatif de la circulation ; mais il a surtout été employé en gargarisme ou en collutoire dans certaines inflammations de la bouche, et principalement dans les aphthes. C'est à l'extérieur que son usage a été le plus fréquent. M. Trousseau, en 1856, l'a employé dans un catarrhe laryngé, avec un grand succès.

C'est d'après la connaissance de tous ces faits que la pensée m'est venue de l'essayer dans le croup vrai, et dans les cas dans lesquels j'ai eu occasion d'en faire usage, le succès a toujours dépassé mes espérances ; comme on le verra dans les observations qui terminent ce travail. J'examinerai avec soin la valeur de l'emploi du borax dans le croup, maladie dont la marche est toujours plus ou moins rapide. Cette marche est souvent même si prompte, que les symptômes ne tardent pas à devenir menaçants, et qu'il y a nécessité alors d'intervenir promptement.

Il y a donc pour le croup, urgence à trouver un médicament dont l'action locale soit prompte ; et qui en même temps modifie la maladie dans son essence. Le borax m'a paru remplir ces deux conditions. Non pas que nous ayons la prétention d'avoir trouvé un médicament infaillible ; mais nous le croyons meilleur que les autres.

Si jusqu'à présent l'emploi du borate de soude n'a pas été couronné de tout le succès que l'on était en droit d'attendre, cela tient, je crois, aux doses peu élevées auxquelles on l'employait ; car elles n'ont jamais dépassé 3 grammes pour 250 grammes de liquide qui servait comme gargarisme. A l'intérieur sa dose n'a jamais été au-delà de deux grammes dans 24 heures. Dans le nouvel emploi que j'en ai fait, j'ai porté la dose jusqu'à 15 grammes par jour, et cela sans en éprouver aucun effet fâcheux.

G. Calomel. — Dans la thérapeutique du croup, on pose

comme principe général d'employer des médicaments qui aient pour but la dissolution de la fausse membrane, ou la diminution de son adhérence, à la muqueuse ; le calomel a été placé en première ligne comme remplissant ces deux conditions. On lui a fait la réputation de diminuer la plasticité du sang, et de favoriser l'absorption des produits organiques. Les médecins américains sont les premiers qui l'aient conseillé dans ce but ; depuis l'emploi du calomel s'est répandu sur tout le continent; et M. Bretonneau, qu'il faut toujours citer quand il s'agit d'affection diphtéritique, assure avoir obtenu des succès incontestables par cet agent thérapeutique.

Malgré l'autorité d'un maître aussi autorisé que M. Bretonneau, et malgré aussi notre disposition d'esprit à accepter tout ce qui vient de lui, je ne puis considérer le calomel comme d'une grande efficacité dans les affections croupales. Si à la suite de son emploi des améliorations notables se sont montrées chez certains enfants, il faut aussi tenir compte que le calomel a été le plus souvent associé à d'autres moyens, et se demander s'ils n'ont pas été d'un grand poids dans les effets produits. D'un autre côté, les accidents qu'il peut occasionner, et que l'on ne peut toujours prévoir à l'avance, me paraissent des raisons suffisantes pour en faire regarder l'emploi comme devant être toujours très restreint.

H. Calomel associé à l'alun. — M. Guersant, dans le but de remédier aux inconvénients que nous avons assignés précédemment au calomel, préconise, à l'exemple de M. Miquel, l'emploi alternatif du calomel et de l'alun. Ce mode de faire paraît assez rationnel ; car si par le calomel on agit sur la fluidité du sang, ou tout simplement sur le tube digestif, d'un autre côté l'alun, par son contact avec la membrane muqueuse a aussi une action bien marquée par les efforts qu'il provoque. Il faut cependant se garder de donner à l'association des deux médicaments une confiance excessive.

I. Polygala. — M. Acher, de Philadelphie a préconisé ce moyen comme ayant une action toute spéciale sur les fausses membranes trachéales ; depuis, des observateurs sincères ont reconnu que le polygala était loin d'avoir toutes les propriétés que son auteur lui accordait. Aussi l'usage de ce moyen est-il tombé dans l'oubli le plus complet.

Dans ces derniers temps on a aussi proposé une solution d'albumine, dans l'eau, comme unique moyen ; nous avouons que nous n'avons jamais eu la hardiesse de nous confier à un moyen, qui nous paraît être d'une nullité parfaite ; car les membranes mises en contact avec cet agent n'ont jamais offert le moindre changement.

4° Antispasmodiques. — Presque tous les auteurs qui ont traité du croup, rangent les antispasmodiques parmi les moyens tout-à-fait secondaires ; Cullen ne leur accorde même aucune utilité. Les substances de cet ordre qui ont été employées sont le musc, l'éther, le camphre, l'oxyde de zinc, la jusquiame. Malgré la multiplicité des substances employées, aucun auteur ne rapporte d'observation de croups traités avec succès par ces médicaments. L'expérience m'a cependant appris que les antispasmodiques n'étaient point sans utilité dans le croup, mais seulement vers la fin de la maladie, après la disparition des accidents aigus. Le meilleur antispasmodique, et celui dont l'action est la plus constante, selon moi, est l'opium. Je n'ai jamais constaté aucune influence regrettable de son emploi, et par conséquent qu'il puisse rendre l'asphyxie plus prompte et plus facile, comme semblait l'indiquer la théorie.

5° Toniques. — On trouve dans les anciens auteurs que l'assa-fœtida est le remède par excellence du croup, parce qu'il participe à la fois des antispasmodiques et des toniques ; aujourd'hui ce moyen est généralement abandonné. Underwood dans son *Traité de la maladie des enfants*, s'exprime ainsi : « L'assa-fœtida est le remède souverain du croup; il faut l'administrer tant par la bouche que par le bas en lavement, selon que le mal le demande ; mais il faut s'y prendre de bonne heure avant que l'inflammation soit déterminée. »

Underwood employait encore le quinquina à un double point de vue, vers la fin de la maladie, pour prévenir toute rechute et rétablir les forces du malade. M. Bouvier, qui reconnaît aussi comme avantageux l'emploi des toniques, ne les conseille que dans la dernière période du croup, pour relever les forces générales du petit malade. M. Barrier, qui partage la même manière de voir, s'exprime de la manière suivante dans son *Traité des maladies des enfants* : « Les toniques « sont avantageux dans la dernière période de la maladie, « quand les forces sont épuisées, et ont besoin d'être rani« mées, » et il préfère dans ce cas l'eau vineuse ou le quinquina. Les toniques sont donc des adjuvants qui doivent être employés plutôt en vue de relever les forces du malade, que de combattre le génie de la maladie.

6° Affusions. — Elles ont été employées tantôt froides tantôt chaudes.

A. Affusions froides. — Les Russes emploient les affusions froides sur tout le dos dans la première période du croup : Quoique ce moyen paraisse jouir d'une grande faveur chez les peuples du nord, je pense qu'une thérapeutique aussi irrationnelle, du moins en apparence, doit être réservée pour les cas désespérés, et lorsqu'on a épuisé tous les autres moyens.

B. Affusions chaudes. Les Prussiens, contrairement aux Russes, ont conseillé d'appliquer sur la partie antérieure du larynx, dans le croup, des éponges imbibées d'eau très chaude ; de manière à amener une vive rougeur de la peau et à provoquer une transpiration abondante. Je ne vois pas que ce moyen soit plus rationnel que le précédent; car il doit amener vers la tête un afflux de sang considérable, qui doit être plus nuisible qu'utile. Je n'ai point osé le mettre en pratique.

7° Vapeurs humides. — M. Williams, en 1852, a conseillé l'emploi de l'air chaud et humide comme adjuvant dans le traitement du croup. Ce moyen avait déjà été employé par Hufeland ; on avait même ajouté à ces vapeurs, tantôt de l'acide hydrochlorique, tantôt de l'acide acétique. On croyait agir sur la formation des fausses membranes; mais l'emploi de ces vapeurs a une grande partie des inconvénients que j'ai déjà signalés lorsque l'on portait sur le cou des éponges imbibées d'eau chaude. Outre qu'elles ne me paraissent point remplir le but que les auteurs qui les ont préconisées se proposaient, elles déterminent le plus souvent chez les petits malades une gêne dans la respiration, ce qui fait que l'on y a généralement renoncé.

8° Frictions mercurielles. — Loewenhardt et Niemann, les ont préconisées ; ils ont cru retirer de leur usage de grands avantages. Mais comme ces frictions mercurielles ont toujours été employées concuremment avec d'autres moyens, tels que les vomitifs, sangsues, bains chauds, etc., ; on peut se demander lorsqu'une amélioration a été notée, si les autres agents signalés n'y sont point pour une large part. Loewenhardt, par l'emploi du mercure, espérait diminuer la plasticité du sang ; mais cette hypothèse n'est point suffisammeet justifiée ; car lorsque l'absorption de ce médicament a lieu, il manifeste son existence sur les gencives par une inflammation qui a pour résultats, des espèces de membranes analogues à celles que l'on retrouve sur la muqueuse buccale.

9° Vésicatoires. — Presque tous les auteurs anciens ont conseillé l'emploi des vésicatoires dans le croup, et un grand nombre de modernes partagent également cette manière de voir ; seulement une divergence d'opinion s'est établie sur le lieu de leur application. Les uns veulent qu'on les applique à la nuque, les autres sur les parties latérales du larynx, d'autres enfin, à la partie supérieure du sternum.

L'urgence de ce moyen étant admise, je préfère la méthode de M. Roque, qui les appliquait au niveau du sternum ; il me semble que dans ce lieu leur efficacité est plus grande, soit que l'on regarde leur action comme agent spécial sur la maladie trachéale, soit comme dérivative. La même divergence que j'ai signalée sur le lieu d'élection des vésicatoires, se retrouve lorsqu'il s'agit de déterminer s'ils doivent être temporaires ou permanents ; l'emploi que j'en ai fait me dispose à préférer les vésicatoires permanents ; leur action prolongée est plus profonde.

10° Bains généraux. — Tout d'abord, il était permis de croire que les bains généraux devaient avoir une grande efficacité sur le croup; mais l'expérience avec laquelle il faut toujours compter quand il s'agit de théories, est venue démontrer qu'il était un des moyens les plus hasardeux, et même que leur emploi n'était pas exempt de danger.

Si on considère que la sensibilité de la peau et son impressionabilité sont très développées par l'usage des bains, on reconnaîtra le danger qu'il y a à les employer : de plus, si on ajoute à ce fâcheux effet la turgescence de la face et des parties supérieures du tronc qu'ils déterminent presque toujours, on demeurera convaincu qu'il faut les proscrire, et cela d'une manière absolue.

11° Modificateurs locaux. — Depuis que la cautérisation a été mieux étudiée, et depuis surtout les travaux de M. Bretonneau, on n'a point cessé de préconiser ces moyens contre le croup. Cette pratique est tellement en honneur aujourd'hui, qu'il y a peut-être de la témérité de venir dire que cette médication est loin d'être favorable; qu'elle est même nuisible. Mais j'espère que le temps n'est pas loin où l'on verra l'emploi des caustiques dans le croup, relégué comme un souvenir de passé, qui ne représentera plus qu'une des phases thérapeutiqueset marquera une étape par laquelle a passé la science. Car il me paraît au moins douteux qu'ils aient jamais donné un bon résultat. M. Bretonneau fait lui-même observer, malgré son opinion favorable à l'emploi des caustiques, que les substances qui jouissent d'un certain degré de causticité, déterminent souvent une inflammation couenneuse, difficile à distinguer de *l'altération morbide*. La cautérisation a encore l'inconvénient de ne s'attacher qu'à un état local, et nullement au principe de la maladie. M. Vautier la considère même comme dangereuse; car elle détermine quelquefois des accès de suffocation qui peuvent contribuer à accélérer la mort.

On se proposait, en employant les caustiques, de dissoudre les fausses membranes, ou du moins les crisper de manière à les détacher des surfaces sur lesquelles elles reposent. Au point de vue théorique, cette idée est assurément satisfaisante, mais malheureusement son application ne la justifie point dans la cédé, il aurait probablement évité l'orage qui surgit au sein de l'Académie, et il n'aurait point été exposé au danger des nombreuses récriminations qui ont été lancées contre lui. Cependant, il faut l'avouer, il y avait du courage de sa part à venir chercher à détrôner dans cette enceinte la trachéotomie, dont les pères étaient présents pour la défendre.

M. Bouchut pensait, avec le tubage du larynx, qu'il affirmait être facilement supporté pendant un ou plusieurs jours, pouvoir favoriser l'expulsion des fausses membranes et la pénétration de l'air dans les bronches. Mais bientôt des expérimentateurs habiles, MM. Blache et Guersant, sont venus donner le démenti le plus formel à la nouvelle méthode, non seulement comme difficulté extrême de son exécution, mais encore comme résultat définitif. Enfin, M. Crequy, interne de M. Bouchut, ami passionné de la vérité, est venu déclarer que non-seulement, dans les deux premières observations de son travail présenté à l'Académie par son maître, mais encore dans les cinq autres qui ont été communiquées plus tard à la commission ; que le tubage de la glotte lui a toujours paru avoir avancé la mort des petits malades. Le tube placé à demeure n'est point inoffensif, il détermine dans la muqueuse laryngienne un gonflement notable qui a été indiqué par M. Crequy, et l'altération peut même quelquefois être assez profonde pour déterminer la nécrose des cartilages, comme l'a noté M. Trousseau dans les expériences qu'il a faites sur les chiens. Le résultat de la discussion académique a été que le tubage du larynx dans le croup était sans efficacité, et même dangereux.

Pour le praticien qui est loin des grandes villes, des centres où la science s'élabore, il lui est quelquefois difficile de prendre un parti en face d'une maladie aussi rapidement dangereuse que le croup. Devra-t-il employer le cathétérisme du larynx, devra-t-il essayer du tubage comme le veut M. Bouchut? Telles sont les questions qui souvent viennent l'assaillir, et qui, faute de guide certain, peuvent amener dans la conscience un trouble qui n'est pas sans danger pour le petit malade.

Je poserai comme principe dans les affections aiguës du larynx, que l'on ne doit jamais mettre en contact des membranes malades, des corps inertes. L'organisme ne peut s'accommoder à un semblable contact; il se révolte ; et je ne comprends que très-difficilement, que les canules, malgré leurs modificateurs, même celles de M. Neud'orfer, puissent jamais être de quelque utilité.

14° Trachéotomie. — La trachéotomie, dans le croup, ne peut être tentée qu'après que les autres moyens précédemment indiqués ont échoué, et quand l'asphyxie est menaçante. Son peu de chance de succès, qui ne dépend pas de celui qui opère, mais bien de la maladie elle-même, fait qu'elle ne peut être regardée que comme une ressource extrême, la dernière que le chirurgien doive tenter.

La trachéotomie fut pratiquée pour la première fois vers 1821 par M. Bretonneau, qui continua ainsi seul en France jusque vers 1826. Pendant cette première période de la trachéotomie, le célèbre chirurgien de Tours n'eut que des revers qui peuvent s'expliquer pour l'insuffisance des moyens employés. Ainsi, M. Bretonneau faisait l'ouverture de la trachée trop petite, la canule, qui était elle-même trop petite, ne laissait pas pénétrer un volume d'air suffisant et les malades continuaient à étouffer.

Dans une seconde période, qui s'étend de 1826 à 1827, un assez grand nombre de praticiens pratiquaient la trachéotomie dans le croup ; les cas de guérison, dans cette seconde période, furent encore l'exception ; mais une grande partie des insuccès peuvent encore être mis sur le compte de l'imperfection de la méthode. Car dans la troisième période qui s'étend de 1849 à nos jours, les moyens ayant été de beaucoup perfectionnés, les succès ont été beaucoup plus nombreux. Dans cette dernière période, M. Trousseau a fait remarquer, dans la discussion académique à laquelle a donné lieu le travail de M. Bouchut, que sur 446 opérations faites à l'hôpital, on comptait 126 guérisons, c'est-à-dire plus d'un quart. Cette proportion est assurément très encourageante, si elle se maintient dans l'avenir, car il faut craindre une série heureuse qui ne se continuerait point.

La trachéotomie par elle-même n'étant point une opération très dangereuse, il reste à déterminer, dans les cas de croup vrai, après l'insuffisance des moyens précédemment indiqués, l'époque à laquelle on doit la pratiquer. A cet effet, on a distingué dans le croup trois périodes qui, sans être toujours nettement accusées, sont cependant le plus souvent appréciables; il s'agit de savoir dans laquelle la trachéotomie est principalement indiquée. La première période du croup est surtout caractérisée par une diminution d'intensité de la parole qui se voile, un peu de dyspnée et la présence de fausses membranes dans le larynx.

Dans la seconde période, la respiration devient beaucoup plus pénible; il existe un sifflement laryngo trachéal des mieux caractérisés ; le pouls est fréquent, en même temps qu'il existe de l'abattement avec somnolence, ou une agitation continuelle. Dans la troisième période l'asphyxie est menaçante, la face qui est cyanosée présente une teinte bleuâtre et est en même temps très pâle. La partie inférieure du sternum dans les respirations est fortement déprimée; il existe une absence totale du murmure vésiculaire. On a en outre noté une anesthésie qui est quelquefois très marquée, elle n'est point cependant constante.

La respiration se faisant encore assez bien dans la première période du croup, tous les auteurs s'accordent à dire que la trachéotomie est nettement contr'indiquée . Quand il s'agit de déterminer si l'on doit la pratiquer dans la seconde période ou attendre la troisième, les auteurs présentent bien alors quelques dissidences, mais qu'il nous paraît cependant assez facile de concilier. Au début de la seconde période, lorsque la respiration est encore assez facile, il y aurait certainement témérité à pratiquer la trachéotomie ; mais vers la fin de cette période qui se confond facilement avec le début de la troisième, tout le monde est d'accord qu'il faut opérer. M. Trousseau qui, dans les premiers temps de sa pratique, ne faisait la trachéotomie que dans la période extrême du croup, pense aujourd'hui qu'il y a avantage à moins temporiser, et il ne croit pas que l'on doive attendre l'anesthésie, qui coïncide toujours avec une période d'asphyxie très avancée, l'anesthésie peut même quelquefois manquer, comme l'ont noté MM. Sée, Blache et Bouvier, qui ont vu succomber un enfant chez lequel elle n'existait point cinq minutes avant la mort.

L'opération étant décidée, il ne faut pas oublier, si l'on veut avoir toutes les chances de succès possibles, qu'elles existent dans les soins consécutifs, à savoir, dans l'emploi d'une bonne canule, de cautérisation de la plaie, d'une cravate légère qui s'oppose à une introduction trop brusque et trop rapide de l'air extérieur. Si dans la discussion qui a eu lieu dernièrement au sein de l'Académie de médecine, on est convenu généralement que l'on a de meilleurs résultats à l'hôpital des Enfants que dans la ville, quoique dans ce séjour hospitalier, les conditions hygiéniques soient moins favorables, c'est que les soins consécutifs sont mieux administrés et par des personnes qui s'y entendent.

Résumé. — Après avoir examiné les divers moyens conseillés par les auteurs de tous les temps, je vais essayer de tracer la conduite que doit suivre le praticien au lit du malade. Je supposerai que le médecin est appelé auprès d'un enfant bien constitué, et qui se plaint, depuis peu de temps, de douleurs au moment de la déglutition, en même temps qu'il existe une toux rauque : l'examen de la gorge fait connaître quelques taches blanches sous les amygdales, il y a peu ou point de réaction.

Prescription.

1° L'enfant devra garder la chambre; on devra éviter avec grand soin que l'air extérieur communique directement dans l'appartement, de manière à maintenir l'atmosphère à un degré de température parfaitement égale ;

2° On prescrira des boissons à la température de la chambre, *presque froides*, et légèrement acides, ou tout simplement de l'eau sucrée ou albumineuse ;

pratique. Dans les expériences que j'ai faites sur les membranes expulsées par quelques-uns de mes malades, je n'ai jamais vu que les acides chlorhydrique, azotique étendus, aient pour effets de crisper ces productions morbides. Je n'ai pu également constater, comme cela a été dit, que les alcalis aient la propriété de les dissoudre ; mais un phénomène que j'ai remarqué, et qui me paraît constant, c'est qu'en mettant en contact pendant un certain temps des fausses membranes croupales avec un alcali, soit la potasse ou la soude, elles se dissolvent ensuite avec une extrême facilité lorsqu'on les touche avec l'acide hydrochlorique. Il résulte de cette dissolution une espèce de trame sans résistance ni cohésion.

Le nombre des agents que l'on a employés pour modifier localement le croup sont nombreux; ils ont varié suivant les époques, je les examinerai dans l'ordre suivant : *acide chlorhydrique*, l'*azotate d'argent*, l'*acide phosphorique*, l'*acide tannique*, la *glycérine*, le *tannin*, l'*alun*, et le *perchlorure de fer*.

A. Acide ch'orhydrique. M. Bretonneau, préoccupé de trouver un agent thérapeutique qui, par une action locale, en touchant les parties malades, pût faire disparaître les fausses membranes du croup, s'arrêta après de nombreuses recherches à *l'acide chlorhydrique* ; plus tard M. Smith en recommanda également l'emploi. Malgré la préférence que MM. Bretonneau et Guersant ont accordée à ce médicament pendant quelque temps, ils ont fini par renoncer à son usage, l'expérience n'ayant pas été suivie des avantages qu'ils en espéraient. Moi-même j'ai souvent employé l'acide hydrochlorique, et cela sans en avoir retiré aucune efficacité.

M. Homolle a proposé dans ces derniers temps les vapeurs d'acide chlorhydrique; mais l'action irritante de cet agent n'a point permis de le continuer.

B. Azotate d'argent. M. Trousseau est un des fervents admirateurs de l'azotate d'argent; aussi l'autorité du savant professeur a-t-elle fait qu'il a été d'un emploi quasi-universel. Mais bientôt l'expérience a démontré qu'il avait l'inconvénient de tous les caustiques ; qu'il augmentait le mal au lieu de le diminuer.

Si on se rend bien compte de ce qui se passe dans le cas où la cautérisation a été employée, on est étonné que ce moyen puisse encore jouir d'une aussi grande faveur ; car si on interroge les malades, ils disent tous qu'ils ont éprouvé une vive douleur, et qu'elle se prolonge longtemps. Loin de diminuer la difficulté qu'éprouvent les malades à avaler le liquide, la cautérisation l'augmente d'une manière très sensible; or je le demande, si on répète plusieurs fois dans la journée ce moyen chez un pauvre malade atteint de croup, que doit-il arriver ? Pour moi en dehors de la difficulté extrême que l'on éprouve pour l'application de l'agent caustique, car il faut avoir le soin de ne pas brûler l'intérieur de la bouche, le pharynx, la langue, de manière à ne pas causer des accidents inflammatoires, qui certainement entraîneraient la mort, je dirai volontiers avec Dionis, lorsqu'il parle de l'aversion que lui inspire le fer rouge : Je n'en parle que pour inspirer l'horreur que produit sur moi ce moyen.

C. Acide phosphorique. M. Boyer de Marseille, a conseillé l'usage de l'acide phosphorique, comme plus propre a dissoudre les fausses membranes du croup. M. Trousseau, qui a voulu essayer la valeur thérapeutique de ce moyen, dit qu'il s'est convaincu que l'on ne devait rien en attendre ; il a même fini par le rejeter d'une manière absolue.

D. Acide tannique. Dans ces dernières années toujours dans le but de dissoudre les fausses membranes, l'on a eu recours a des acides moins énergiques, et ayant cependant sur ces productions morbides une action bien déterminée, bien connue. Dans ce but on a proposé l'acide tannique; je ne connais point par moi même les effets de ce médicament; mais si je m'en rapporte aux observations que j'ai examinées, les espérances que l'on avait conçues de cet agent thérapeutique, ont été complétement déçues.

E. Glycérine. — Il y a quelques mois, la glycérine étant devenue de mode, on a pensé que ce corps doux et onctueux, pourrait avoir une influence heureuse sur le croup ; M. Bouchut a publié une observation dans laquelle ce médicament a été employé sans succès, car le petit malade a succombé.

F. Tannin et alun. — M. le docteur Loiseau, de Montmartre, préconise depuis quelques années contre le croup, un mélange d'alun et de tannin, ou bien l'emploi séparé et simultané de ces deux substances. Il cite à l'appui un certain nombre de cas heureux. J'ai fait souvent usage de ce moyen, et moins heureux que M. Loiseau, je n'ai jamais observé un effet assez marqué pour qu'il me soit possible de le rapporter à la médication.

Je ne crois au bon résultat des astringents qu'au début de la maladie, plus tard lorsque les fausses membranes sont développées, leur emploi, et en particulier celui du tannin et du sulfate d'alumine, me paraît d'un usage plutôt fâcheux que favorable.

G. Perchlorure de fer. — Il y a environ dix ans ce médicament était tellement à l'ordre du jour dans notre ville, que tout le monde a cherché à se rendre compte des merveilles qu'on lui faisait produire ; et nous comme les autres, cédant à l'entraînement du moment, nous l'avons essayé dans le croup confirmé ; mais sans *aucun* succès, que celui des astringents en pareil cas ; il y a même beaucoup plus pour nous, c'est que sa prétendue propriété hémostatique est loin de nous être démontrée.

Pour prouver l'influence qu'a le chlorure de fer sur l'économie, on a mis en avant son usage heureux dans les érysipèles. Plusieurs fois nous l'avons essayé, et nous le déclarons bien net et bien franchement, nous nions à cet agent la moindre influence dans ces cas.

Quant à son emploi, qu'on a voulu faire dans les blennorrhagies aiguës, entre nos mains, malgré le soin que nous avons mis à observer les données pour son administration, nous n'avons jamais pu arriver *une seule fois* à une *guérison définitive*. Plusieurs fois nous avons été obligé de l'abandonner à cause des dysuries qu'il produisait. Dans les blennorrhées, au contraire, nous avons eu quelques succès.

M. Isnard vient de publier dans l'*Union Médicale*, un travail sur le perchlorure de fer, dans le croup et les affections diphthéritiques ; malgré le talent qui a présidé à la rédaction de ce travail, il ne change rien à nos convictions sur le médicament ; d'un autre côté, il nous est difficile de juger du véritable mérite de l'action du perchlorure de fer dans les mains de M. Isnard, car c'est un travail purement théorique : il n'y a pas une *seule observation*, et *les deux ou trois faits* sur lesquels on s'appuie sont loin de prouver l'efficacité du perchlorure ; car, en même temps on a employé l'émétique, et l'huile de croton.

12° Du cathétérisme du larynx.—Le cathétérisme du larynx est une conquête de la chirurgie moderne, et M. Loiseau en le proposant a véritablement rendu un grand service à la science. L'appareil instrumental à l'aide duquel on l'opère est des plus simples. A l'aide de ce moyen, il devient facile de porter toujours sûrement sur les parties malades les substances que l'on croit les plus propres à les modifier. Au mélange d'alun et de tannin préconisé par M. Loiseau, j'ai substitué, avec un grand avantage, du borate de soude, réduit en poudre impalpable. On pourrait aussi l'employer en solution aqueuse très concentrée.

13° Tubage du larynx. — Dans la séance de l'Académie impériale de médecine du 14 septembre 1858, M. Bouchut, médecin de l'hôpital Sainte-Eugénie, déposa devant ce corps savant un travail dans lequel il a cherché à établir l'efficacité du tubage du larynx dans le croup. Par ce procédé, il espérait s'opposer à l'asphyxie et permettre aux efforts de la nature d'épuiser localement le génie de la maladie. M. Bouchut, dans son mémoire a d'abord voulu établir que le tubage du larynx était facile à opérer. et il consiste dans l'introduction d'une virole ou canule qu'il fixait sur les cordes vocales inférieures, la présence de cette canule, d'après l'auteur, ne p
en rien les fonctions de l'épiglotte.

Si M. Bouchut s'était borné au simple énoncé de son proil ne pouvait respirer. Les ganglions sous-maxillaires étaient engorgés et douloureux, le pouls marquait 120 pulsations à la minute.

Prescription. — Deux sangsues sur les glandes maxillaires, boissons à la *température* de la chambre, cataplasme de farine de graine de lin aux pieds; avoir soin de les *maintenir chauds*. Eau émétisée jusqu'à effet vomitif, vésicatoire sur la partie supérieure du sternum.

26. L'enfant qui a passé une mauvaise nuit est comme dans un état de torpeur, la respiration est la même que la veille ainsi que le pouls. La peau est moins brûlante, mais la voix est toujours éteinte. L'examen de la bouche qui n'a pu être fait hier à cause de l'indocilité du petit malade, donne la preuve de l'existence de pseudo-membranes sur les amygdales et la luette. Le danger me paraissait imminent, je crus devoir en prévenir les parents, en même temps que je demandai que l'on m'adjoignît un confrère.

M. Pillet fut appelé, la consultation eut lieu à onze heures du matin; après un examen attentif, notre conviction fut que l'enfant n'avait plus que quelques heures à vivre et qu'il ne restait plus qu'une seule ressource, de pratiquer la trachéotomie, qui fut rejetée par les parents.

M. Pillet et moi nous crûmes devoir nous retirer, en déclarant à la famille la gravité de la position du petit malade ; et nous conseillâmes l'emploi de la série des moyens indiqués la veille, moins, bien entendu, les sangsues et le vésicatoire. Une heure après je revis le malade et lui prescrivis une potion simple dans laquelle je fis ajouter dix grammes de borax ; une cuillerée fut donnée toutes les demi-heures, et insufflation de borax.

A six heures de l'après-midi je revis l'enfant; il venait d'expectorer une fausse membrane de deux centimètres de longueur et du volume d'une plume à écrire ; il se trouvait soulagé, bien que l'oppression fût toujours assez forte. Ayant examiné de nouveau l'arrière-gorge, je trouvai les amygdales, le voile du palais et les piliers encore tapissés de membranes blanches et épaisses. On continua pendant toute la nuit pour toute médication, l'usage du borax, qui fut porté à 15 grammes.

27 *Août.* La nuit a été moins mauvaise que la précédente, l'enfant a rendu des morceaux assez considérables de fausses membranes, et il est évidemment mieux. La toux est moins fréquente, la fièvre tombe, le pouls est descendu à 90. En ma présence, à la suite d'une quinte de toux, l'enfant rend un tuyau pseudo-membraneux de quatre centimètres de longueur. Il y a eu dans la nuit une sécrétion d'urines noires et abondantes, la couleur était semblable à celle de l'encre étendue d'eau.

28. Le mieux s'est continué, la fièvre est tombée, mais les urines sont toujours restées noires. On perçoit du râle muqueux dans les bronches, et l'arrière-bouche laisse voir un seul point blanc sur le pilier gauche du voile du palais. La voix est toujours profondément altérée, et la toux est rauque. Continuation des mêmes moyens.

29. La nuit a été assez bonne; il existe un mieux très prononcé, la toux est devenue catarrhale et a perdu son caractère spécial. Les glandes sous-maxillaires ne sont plus douloureuses, il n'existe plus de membranes sur la surface de l'isthme du gosier ni sur les amygdales. Le petit malade ne veut plus prendre de borax, les urines ne sont plus noires. Je crus devoir cesser toute médication et conseiller de boire du lait chaud.

30. L'amélioration se continue, la convalescence n'est point douteuse, la toux est rare et muqueuse, le timbre de la voix revient à son état normal. Lait, œufs, peu de nourriture.

1er *septembre.* Même état, la gaîté est revenue, on alimente légèrement le petit malade, et le 15 septembre toute trace de maladie a disparu.

Reflexions. — Cette observation démontre d'une manière non douteuse, l'action puissante du borax de soude à haute dose, et sans autre médication dans le croup. Nous avons vu que pendant le cours de la maladie le 28 août, l'enfant rendit des urines *noires*, je ne puis attribuer cet état à leur rareté, ni à leur condensation ; je ne crois pas non plus que l'on doive les rapporter à ce noir qui a été signalé par les auteurs comme la suite d'un état pyrétique de mauvaise nature. La couleur qu'elles avaient ne peut mieux être comparée qu'à de l'encre étendue d'eau; elles étaient abondantes, et M. Guillermond fils, qui a eu l'obligeance de les analyser, n'a rien trouvé de remarquable dans leur composition chimique. Marcet avait déjà observé chez un enfant, des urines noires, et Proust appelle cette matière *acide mélanique*.

Les concrétions rendues m'ont offert les signes suivants ; elles étaient d'une longueur variable depuis un demi centimètre jusqu'à quatre centimètres. Elles étaient résistantes et avaient la forme d'un tube de la grosseur d'une plume d'oie un peu volumineuse; elles étaient d'un blanc rosé. A l'examen chimique M. Guillermond a constaté que ces concrétions mises en contact avec de l'eau pure, occupaient le fond du vase; que par conséquent elles avaient une densité assez considérable. Le sous-carbonate de soude dissolvait la matière grasse, mais ne désagrégeait point leurs molécules constituantes; si après l'action de cet alcali, on les soumettait au contact de l'acide chlorhydrique concentré, il avait peu d'action sur elles; si au contraire on l'étendait de cinq à six fois son poids d'eau, la dissolution avait lieu assez rapidement.

Les pseudo-membranes mises en contact avec l'acide chlorhydrique pur ou étendu d'eau ne subissent immédiatement aucun changement, ou du moins il est peu sensible : mais si le contact est prolongé, qu'il dure cinq ou six heures, il se produit une espèce de désagrégation. Cette décomposition ne donne nullement la couleur bleue que les chimistes disent appartenir aux corps fournis par l'albumine, ou la fibrine. C'est donc une particularité qu'il est bon de noter.

Le borate de soude mis en contact avec des produits, a peu d'action; seulement on remarque qu'il existe une espèce de resserrement de ces corps organiques. L'acide acétique ne m'a donné aucun résultat.

TROISIÈME OBSERVATION.

Le 2 *avril* 1858, j'ai été appelé à onze heures du soir, pour un enfant qui était atteint de croup, et il me présenta les symptômes suivants : depuis deux ou trois jours l'enfant toussait un peu dans la journée, et surtout le soir : on s'était contenté de donner quelques boissons chaudes. L'enfant qui était bien constitué, intelligent, était au moment de mon arrivée, en proie à cet accès de toux si caractéristique dans le croup. La face était légèrement colorée ; il existait une réaction fébrile très marquée, la respiration se faisait difficilement, et l'on percevait à l'auscultation des râles sibilants.

Il existait sur chaque amygdale, des plaques blanches de la dimension d'une lentille, les glandes sous-maxillaires étaient légèrement tuméfiées, douloureuses. La voix était profondément altérée, l'enfant, qui était très agité, ne dormait point.

Prescription. Un grain d'émétique dans un verre d'eau; après l'effet produit, je conseillai de faire usage de la potion avec huit grammes de borax, une cuillerée toutes les demi-heures. Cataplasme de farine de graine de lin autour de la partie inférieure des cuisses afin de les maintenir chaudes. Boissons légèrement sucrées à la température de la chambre qui devra être fermée, et garder le lit.

3 *avril.* La nuit a été très agitée, la fièvre est intense et la peau brûlante; l'enfant a vomi quatre ou cinq fois, et dans la cuvette j'ai constaté au milieu du liquide des portions de fausses membranes. L'examen de la bouche me permet de voir que toute l'arrière-gorge est encore tapissée de plaques blanches. La voix est encore éteinte et les glandes sous-maxillaires douloureuses.

Prescription. Deux sangsues sur les glandes malades, potion avec borax 10 grammes et insufflation de borax, sur l'arrière-bouche.

Le soir à six heures j'ai revu le petit malade; il a eu pendant la journée des quintes de toux assez fréquentes avec le caractère propre à cette maladie. L'expectoration commence à être

3° Le matin, on donnera quelques cuillerées d'eau émétisée jusqu'à effet vomitif ;

4° Continuer une alimentation légère ;

5° Garder le lit.

6° On devra donner en outre une potion avec le borax à la dose de 4 gr. pour 120 gr. de véhicule, à prendre par cuillérées à café toutes les cinq minutes.

Dans cet exposé de la conduite du médecin, il est plusieurs choses dignes de remarque, et qui sont contraires aux préceptes donnés par les maîtres; et cependant je les regarde comme essentielles dans le traitement du croup, si l'on veut arriver à de bons résultats. En première ligne, je place donc la nécessité absolue, que l'enfant soit toujours placé dans une atmosphère égale, et dont l'air ne soit pas agité. J'ai remarqué que l'usage que l'on avait de ne faire aucune attention à l'état de l'air ambiant qui enveloppe le malade était le plus généralement le plus funeste; et j'ai le plus souvent vu des récidives avoir lieu par l'oubli de ce précepte. Je suis convaincu que cette omission a souvent donné prise à la maladie qui trouve ainsi à s'alimenter.

Il en est de même pour les boissons; je pense qu'on ne doit jamais les donner chaudes ni émollientes, dans le début du croup; ce sont des erreurs qu'il faut déraciner de la pratique. En effet, si on admet avec tous les auteurs que le croup est une inflammation spéciale, il faut aussi admettre pour être conséquent avec cette théorie que l'on doit employer les antiphlogistiques les plus puissants, comme moyens *intra*. Or je ne sache pas que rien soit plus efficace dans les inflammations vives que le froid relatif et les acides. Je professe tellement cette manière de voir, que je combats les bronchites par les mêmes moyens et je n'ai eu qu'à m'en applaudir.

Ce qui m'a conduit à l'emploi du froid relatif, ce sont les observations cliniques qu'il m'a été donné de faire pendant plus de dix années. Tout le monde a vu cette pratique banale, qui est répandue dans le public, à savoir : de commencer par faire transpirer les malades, avant d'aller demander des conseils à un médecin. N'avons-nous pas été mis à même de constater que cette pratique n'améliore en rien la maladie; que souvent même elle l'augmente? ce n'est point en vain que l'on excite les battements du cœur, alors que déjà l'état de la maladie a changé son rhythme.

OBSERVATIONS.

Observation première. — Croup confirmé.

Mademoiselle A. de P., âgée de quatre ans, d'une bonne constitution, n'a jamais été malade depuis sa naissance. Le 20 janvier 1857, elle fut prise de fièvre avec perte d'appétit et envie de vomir : le lendemain, elle toussa un peu, et la salive était très abondante dans la bouche. J'examinai le fond de la gorge, les amygdales étaient légèrement tuméfiées, il existait quelques taches blanchâtres; la voix était couverte, la toux rauque. Les glandes sous-maxillaires étaient douloureuses au toucher. La réaction fébrile, quoique manifeste, n'était pas très intense. Je prescrivis une potion stibiée, des boissons légèrement acides, à la température de la chambre, garder le lit.

22 janvier. La nuit a été mauvaise, la petite malade a éprouvé de nombreuses angoisses, la respiration est pénible et bruyante. L'examen de la bouche permet de constater que les taches blanches situées sur les amygdales se sont étendues vers le larynx. Je prescris de nouveau un vomitif avec le tartre stibié, et je soumets ensuite l'enfant à l'usage du borate de soude, à la dose de 6 grammes dans une potion gommeuse de 120 grammes, une cuillerée toutes les demi-heures. Garder la chambre fermée.

Le soir je revois la malade: il y a eu trois vomissements, sans expulsion de fausses membranes; la respiration est moins bruyante; l'examen de l'arrière-bouche laisse toujours voir les fausses membranes qui se sont développées sur les amygdales; elles ont envahi les piliers du voile du palais. La peau est chaude, le pouls assez élevé; il a 120 pulsations; pour toute médication, je conseille de continuer la potion, en ayant soin d'en faire prendre toutes demi-heures; et dans le cas où l'enfant dormirait, de le laisser cependant tranquille; faire une insufflation de borax sur les amygdales.

23. La nuit n'a pas encore été très bonne; il y a eu des suffocations, la voix est presque entièrement éteinte; cependant l'enfant paraît mieux; son aspect est plus satisfaisant. La peau est à l'état normal, le pouls a baissé de fréquence, et les fausses membranes semblent vouloir se détacher; en les touchant avec des pinces, on en enlève facilement des lambeaux. La toux est plus fréquente. Je prescrivis de nouveau le tartre stibié jusqu'à effet vomitif, et le borate de soude à la dose de huit gr., toujours dans une potion, et en insufflations.

A ma visite du soir je constate encore une amélioration sensible, la physionomie est meilleure que le matin, l'enfant est plus joyeux, il demande à jouer. Les vomissements du matin ont déterminé l'expulsion d'un grand nombre de lambeaux pseudo-membraneux. L'examen de la gorge permet de constater qu'une grande partie des taches blanches signalées les jours précédents ont disparu, et à leur place existe une teinte rouge très vive. On continue la potion pendant la nuit; on cesse les insufflations.

24. La nuit a été bonne; la toux, qui est plus fréquente, est devenue grasse, et l'expectoration entraîne chaque fois des produits pseudo-membraneux. La déglutition, qui jusqu'alors était toujours restée douloureuse, se fait bien, et la petite malade demande à manger.

Je prescrivis la même potion que la veille, et on donne un peu de lait à la malade comme aliment.

25. La journée d'hier s'est bien passée, la nuit a été assez bonne; mais il y a eu encore un peu d'agitation, et la respiration s'est montrée quelquefois embarrassée. L'examen de la gorge laisse apercevoir encore quelques taches, mais elles ont changé de formes; elles sont plus *arrondies*; du reste, la petite malade se trouve bien. On continue la même médication et en plus un potage léger au bouillon gras.

26. La nuit a été excellente; il y a eu dans la journée pré-

cédente deux selles qui ont été provoquées par un lavement laxatif. La voix revient, la toux n'a plus le caractère de raucité particulier à ce genre d'affection. Il y a encore quelques taches sur les amygdales et le plancher de l'isthme du gosier.

Prescription. — Boissons ordinaires, continuation de la potion et petit potage pour alimentation.

27. Il n'y a eu pendant la nuit que deux ou trois expectorations avec quinte de toux, après quoi la petite malade se rendormait aussitôt. Il n'existe plus au fond de la bouche qu'une seule tache qui est située sur l'amygdale du côté gauche. Je prescris de continuer la potion avec huit grammes de borate de soude, mais de temps en temps seulement, car l'enfant commençait à ne plus vouloir la prendre. Je conseille aussi de lever la malade, mais à la condition qu'elle gardera la chambre, on ajoutera un œuf aux potages.

28 et 29. Il n'existe plus de fausses membranes dans aucun point de l'arrière-gorge, la toux est nulle, et la voix a presque repris son timbre naturel.

30 et 31. Continuation du mieux, et le 4 février elle a repris toutes ses habitudes.

Le borate de soude a été administré pendant onze jours, l'enfant en a pris 92 grammes sans que ce médicament ait produit aucun effet sur la santé générale, autre que celui qu'il a déterminé sur les fausses membranes. Chez des enfants plus âgés, il m'est arrivé plusieurs fois de porter la dose de ce sel à 20 gr. par jour.

DEUXIÈME OBSERVATION.

Croup confirmé. — Denis Pitarel, âgé de 3 ans, demeurant rue de Bourbon, 49, d'une bonne constitution, se plaignait la veille du jour où j'ai été appelé, d'un mal de gorge assez violent. Le 25 août, sa mère inquiète me consulta, et je constatai qu'il existait une gêne très grande de la respiration ; il n'existait cependant à l'auscultation que des râles sibilants; la voix était presque éteinte. L'enfant, qui était sur les genoux de son père, ne voulait point se coucher, parce que, disait-il, plus facile, et l'enfant a rendu une fausse membrane de 2 centimètres de longueur, consistante, rosée. Plongée dans l'eau, j'ai pu constater qu'à son centre existait un canal assez large pour laisser passer une plume. Le pouls était moinsfort, il n'y avait plus que 80 pulsations. Les plaques blanches du fond de la gorge étaient moins nombreuses que le matin. Je prescrivis pour la nuit un lavement émollient, et une nouvelle potion avec dix grammes de borax.

4. L'enfant a dormi plusieurs heures, et il s'est établi une diaphorèse très abondante ; le pouls est devenu plus mou, moins fréquent. Les plaques blanches des amygdales et du palais ont presque entièrement disparu ; seulement les points qu'elles occupaient sont très rouges. La toux est moins fréquente, la déglution est plus facile, et la voix plus claire. Je prescrivis de continuer le borax, et j'ordonnai du bouillon de poulet.

5. Il existe encore de temps à autre un peu d'oppression, la voix moins rauque a presque repris son timbre normal. Il n'existe plus de fausses membranes dans le fond de la bouche; mais chaque expectoration amène encore des produits plastiques. L'enfant a repris sa gaîté et demande à manger. Je continue encore l'emploi du borax, petits potages et lait. J'insiste auprès des parents pour faire garder le lit au petit malade, en leur recommandant de ne pas aérer la chambre.

6. L'amélioration continue, la toux est entièrement catarrhale, le timbre de la voix est encore cependant un peu altéré. La respiration est encore sibilante, quoique l'état général soit bon. On continue encore l'emploi du borax de temps en temps dans la journée.

8 Avril. Le petit malade va très bien ; il a bon appétit. La toux diminue chaque jour, le timbre de la voix est meilleur, j'augmente l'alimentation et supprime toute médication. Le 15 avril l'enfant était revenu à son état normal.

Reflexions. Evidemment chez cet enfant le croup était des mieux caractérisés, puisqu'en dehors des symptômes ordinaires, celui qui est généralement regardé comme pathognomonique, l'expulsion des fausses membranes, a eu une longue durée. Dan cette observation le borax de soude s'est montré d'une grande puissance.

Dans le traitement de ce petit malade j'ai eu le plus grand soin de mettre en pratique, une précaution que j'ai déjà recommandée, et que je regarde comme bien importante, surtout pour éviter les récidives si faciles dans la convalescence. J'ai cherché à empêcher que l'air dans lequel se trouvait le petit malade ne s'abaissât pas sous l'influence extérieure ; c'est pour obtenir ce résultat que j'avais défendu d'ouvrir les fenêtres de la chambre. C'est aussi dans le but de n'amener aucune perturbation dans l'économie, que je donne dans le croup des boissons à la température ordinaire, contrairement à ce que l'on voit faire et recommander chaque jour.

QUATRIÈME OBSERVATION — *Croup confirmé.*

M. D., âgé de 5 ans et demi, d'une bonne constitution, n'ayant jamais été malade, trois jours avant ma première visite a été pris de toux, et de difficulté à avaler. Les nuits étaient agités l'enfant était devenu grognon.

6 *Mars* 1858. A ma première visite je trouvai le petit malade couché, la peau était brûlante, le pouls fréquent, la toux était rauque, la voix éteinte. Les glandes sous-maxillaires étaient douloureuses ; il existait une orthopnée très forte. L'examen de l'arrière-bouche me permit de constater qu'il existait dans le pharynx sur la luette et les amygdales de nombreuses fausses membranes. En présence de symptômes aussi graves, je déclarai aux parents, le danger qu'il pouvait y avoir pour l'avenir, et le peu d'espoir que j'avais d'obtenir un bon résultat.

Prescription. Potion avec 10 grammes de borax, deux sangsues sur les glandes sous-maxillaires, eau émétisée jusqu'à effet vomitif. Température égale de la chambre, cataplasme de farine de graine de lin aux pieds, qui devront être maintenus chauds. Boissons ordinaires.

A 3 heures du soir je revis l'enfant qui n'était point mieux, la respiration semblait s'embarrasser davantage. Je me décide à porter une sonde en gomme élastique dans l'ouverture du larynx, et au moyen d'un mandrin en crin, je balaie les surfaces, après quoi j'instille une forte solution de quelques gouttes de borate de soude. Cette manœuvre ne fut point trop difficile; le petit malade étant très docile; cette opération fut suivie d'un accès modéré de toux qui détermina l'expulsion d'une assez grande quantité de fausses membranes. Je continuai l'usage interne du borax et prescrivis un vésicatoire à la partie supérieure du sternum.

Le soir à 8 heures, je revis l'enfant de nouveau, je constatai qu'il existait une légère amélioration ; il me parut que la difficulté de respirer était moins grande, je recommençai le balayage du larynx, suivi d'instillations de borate de soude en solution concentrée.

7 *Mars*. La nuit a été assez bonne, l'enfant a sommeillé quelques heures, il y a eu expulsion de fausses membranes même assez considérables. La peau était moins brûlante, le pouls battait 100 fois par minute, l'examen de la bouche me démontra l'existence des mêmes produits pseudo-membraneux qu'hier. Je pratique de nouveau le cathétérisme du larynx et continue à l'extérieur le borax en potion, à la dose de 12 grammes.

Le soir à 6 heures la fièvre avait de beaucoup diminué, la mère dit qu'elle a remarqué que l'enfant n'avait point été aussi brûlant dans la journée, et qu'il y a eu quelques instants où il prenait part à tout ce qui se passait autour de lui ; il souriait volontiers. Comme la dernière fois que je me suis servi de la sonde, l'enfant a apporté quelque difficulté à son emploi, je prescrivis seulement la potion avec le borax.

8 *Mars*. La nuit a encore été évidemment meilleure que la précédente, quoique la toux fût toujours assez fréquente et rauque, et la voix éteinte. Le pouls était descendu à 90 pulsations; il y a des intervalles d'une heure de sommeil paisible. Il s'est établi vers les quatre heures du matin une diaphorèse assez abondante. L'examen de la gorge me permet de constater qu'il existe des parties qui sont entièrement débarrassées

de plaques blanches, mais il en existe encore sur les amygdales et la luette. On continue les moyens précédents, le vésicatoire a bien pris, je le fais enlever sans toucher à la peau, seulement comme il n'y a pas eu d'évacuations alvines depuis deux jours, je prescrivis en plus un lavement émollient.

9 *Mars*. La nuit a été bonne, l'enfant a dormi plusieurs heures, l'examen de la gorge me démontre qu'il y a encore quelques points blancs sur les amydales; mais ils sont moins nombreux et plus circonscrits. La voix n'est plus aussi rauque, et la toux est franchement muqueuse. La peau est bonne, le pouls est à 80 pulsations. Je continuai la potion avec le borax, et conseillai un peu de bouillon et de lait.

10. *Mars*. Le mieux, qui était très sensible hier, s'est continué, on ne voit plus de plaques dans le fond de la gorge, le petit malade demande à manger et je lui accorde du potage.

11 *Mars*. La convalescence est complète. Je commence une alimentation régulière, et recommande avec instance de tenir l'enfant dans la chambre pendant deux ou trois jours.

15 *mars*. — L'enfant est très bien. La voix revient, les nuits sont très bonnes; il n'y a plus de toux.

Pendant longtemps imbu des idées émises par nos maîtres, j'ai mis souvent en pratique la cautérisation dans le croup, e cela dès le début de la maladie. Malgré tous les soins que j'a, apportés au *modus faciendi*, j'ai eu de nombreuses et cruelles déceptions ; le doute a enfin fini par pénétrer dans mon esprit, relativement à l'efficacité de ce moyen, j'ai eu alors le courage de le rejeter d'une manière absolue. C'est alors que je fis usage du borate de soude, qui m'a donné, comme cela résulte des observations précédentes, de bons résultats.

Mais le borax guérira-t-il toujours le croup, dans toutes les épidémies? surtout le guérira t-il à toutes les périodes. Je ne le pense pas. Il est des cas où le médecin est appelé trop tard, et les forces vitales des petits malades sont déjà anéanties. En outre, si les fausses membranes tapissent l'arbre bronchique en totalité, il est à craindre qu'il n'ait plus d'action suffisante.

Je crois que si le borax se montre d'une action aussi puissante, c'est autant parce qu'il agit comme calmant, que par une action réelle sur la maladie ? C'est à l'expérience à prononcer, soit comme modificateur local, soit comme modificateur général.

De l'emploi du borax dans l'angine diphthéritique et toutes les affections pultacées de la membrane muqueuse de la bouche.

L'emploi heureux que j'avais fait du borate de soude à haute dose dans le croup, m'a conduit à l'essayer dans toutes les maladies pultacées de la muqueuse buccale, et toujours mes efforts ont été couronnés de succès. Mais il était une affection plus redoutable et que je cherchais à rencontrer pour voir si la puissance de cette médication serait suffisante pour enrayer la maladie ; c'était *l'angine diphtéritique.* Je désirais d'autant plus essayer le borax, que depuis quelque temps plusieurs adultes venaient de succomber en ville, sous l'influence de cette terrible affection.

PREMIÈRE OBSERVATION.

Le 20 août 1857, le nommé D..., traiteur, âgé de 28 ans, d'un tempérament lymphatico-sanguin, me fit appeler pour un mal de gorge qu'il avait depuis deux jours. Voici ce qu'il me raconta : après un travail assez pénible, exposé au feu de ses fourneaux, par une température extérieure trés élevée, 25 degrés centigrades, il lui sembla qu'il avait ressenti l'influence du froid en se mettant dans un courant d'air.

Le soir en se couchant il éprouva un léger mal de gorge; la nuit fut assez bonne ; mais le matin après s'être levé, il se sentit mal à son aise, les jambes étaient comme brisées. D... se coucha au milieu du jour, se fit donner une infusion de fleur de mauve, et le lendemain matin il me fit chercher.

A mon arrivée je constatai que les ganglions sous-maxillaires étaient gonflés, douloureux au toucher. En examinant la bouche, je vis qu'il existait sur les amygdales, le voile du palais et ses piliers, ainsi que sur le pharynx, des concrétions d'un blanc jaunâtre, irrégulières; circonscrites par un liseré rouge. L'haleine était très fétide, la déglutition difficile. En détachant quelques-unes de ces plaques, je trouvai que la muqueuse était au-dessous d'un rouge foncé. La réaction fébrile n'était point très intense; le pouls était faible, les forces déprimées. Il existait de la diarrhée, environ six selles par jour. Le ventre était légèrement ballonné, et la région iléo-cœcale douloureuse à la pression.

En raison du peu de réaction qui existait chez ce malade, et de l'état du pouls, je pensai qu'il était utile de donner des boissons adoucissantes et légèrement aromatiques; aussi je prescrivis une infusion de feuille d'oranger, et un émèto-catarthique; puis un gargarisme avec une décoction de tête de pavot et de miel rosat.

21 *août.* — Le malade a vomi une grande quantité de matières bilieuses, et a eu quatre selles très-fétides. L'état de la bouche ne s'est point amélioré; il semble même que les plaques soient plus nombreuses. La déglutition est toujours difficile, l'état général est le même qu'hier. Je fis part de mes inquiétudes aux parents, et sur ma demande on fit appeler le docteur Pillet, qui, comme moi, trouva l'état du malade excessivement grave.

Je proposai alors de donner le borax à haute dose, ayant manifesté à M. Pillet mon éloignement pour toute espèce de caustique porté sur les parties malades. En conséquence, nous prescrivîmes la diète absolue, des boissons légèrement aromatiques, un cataplasme de farine de graine de lin, lavement émollient; et une potion avec borax 15 grammes, à prendre par cuillerées toutes les heures, insufflation de borax dans la bouche.

22 *août.* Le malade est sensiblement mieux; la nuit a été moins mauvaise que la précédente; il y a moins d'agitation et la déglutition est plus facile, moins douloureuse. L'examen de la bouche permet de constater une diminution sensible dans l'épaisseur des fausses membranes, le liseré rouge qui les limite

est presque entièrement effacé. L'état général est amélioré on continue la même médication; insufflation de borax.

23 *août*. La nuit a été très bonne, le pouls, qui jusqu'alors était resté petit, s'est relevé. Il n'existe plus de fétidité de la bouche, et la déglutition se fait presque sans douleurs. Les ganglions sous-maxillaires ne sont plus douloureux. La diarrhée a cessé depuis hier l'après midi. Bouillon de poulet, continuation de l'usage du borax ; même boisson et insufflation.

24 *août*. La convalescence s'établit franchement, la muqueuse de la bouche se nettoye; il n'existe plus que quelques plaques sur les piliers ; les points qui sont débarrasés des plaques dipthéritiques sont légérement rosés. Bouillon de bœuf, mêmes boissons.

Je conseille encore de continuer l'usage du borax, mais en diminuant la dose, une cuillerée toutes les deux heures. Le malade, qui est saturé de ce médicament, commence à s'en dégoûter ; il y touve un goût comme *urineux* : caractère que m'ont présenté tous les malades auxquels je l'ai conseillé.

25 *août*. La convalescence est complète ; il n'existe plus de plaques dans la bouche; on cesse toute médication, et continue l'alimentation.

28 *août*. D... Va très bien ; il reste levé toutes la journée et il a une faim dévorante.

Réflexions. Au point de vue du pronostic, l'angine diphthéritique est certainement une des maladies les plus dangereuses que nous connaissions. L'année dernière, au sein de la population dans laquelle j'exerce, l'angine diphthéritique a été suivie d'une assez grande mortalité pour déterminer un certain retentissement; tous les moyens que réclame cette cruelle maladie furent employés cependant avec persévérance et énergie ; ce qui n'empêcha point les résultats d'être désastreux. Cette impuissance de l'art me rappella les paroles d'un de mes maîtres qui en semblable occurence répétait souvent : *cherchez et vous trouverez* : j'ai cherché avec foi; ai-je trouvé ?

Ayant reconnu les bons effets du borate de soude dans le croup, je pensai à l'essayer dans l'angine diphthéritique, qui est une affection voisine dans les cadres nosologiques. L'observation précédente prouve que mes expérances furent réalisées. Dans l'exemple que j'ai rapporté, le malade a pris 105 grammes de borax en 4 jours, sans que j'aie rien remarqué de spécial, si ce n'est un peu de constipation.

DEUXIÈME OBSERVATION.

Mademoiselle Sage, âgée de 20 ans, demeurant rue de Puzy, n° 20, est atteinte d'un mal de gorge depuis trois jours, la voix est étouffée ; il n'y a point de fièvre, seulement la face est un peu pâle, anorexie (bien menstruée); elle se sent faible, le sommeil est agité. Le 23 avril 1858, à notre examen de la bouche, nous trouvons sur les deux amygdales, une plaque pultacée, grisâtre, de la largeur d'une pièce de un franc, la luette en est aussi atteinte ; le tour de ces taches est bordé d'une bandelette d'un rouge vif, qui a environ 2 millimètres de diamètre; les ganglions sous-maxillaires sont très développés et douloureux, la déglution est très pénible, toux légère.

Prescription : Pédil. sinapisé, boissons légèrement aromatiques, fleur d'oranger, édulcorée avec le sirop de groseilles. Potion boratée 10 grammes. Une cuillerée toutes les demi-heure, insufflation de borax sur toute l'arrière-bouche.

24 *avril.* Pas grand changement ; cependant les symptômes n'ont pas augmenté, les ganglions sous-maxillaires semblent plus douloureux, même médication, sangsues aux angles de la mâchoire.

25 *avril.* Les sangsues ont assez abondamment saigné ; les plaques diphthéritiques se détachent, la déglutition est moins douloureuse, la nuit a été mauvaise; il y a eu quelques heures de sommeil; moins d'agitation. Point de selles depuis deux jours, le pouls est toujours un peu mou, et bat 60 pulsations. Prescription, continuer le borax à quinze grammes et les insufflations, lavement avec 120 grammes de mélasse.

26 *avril.* Amélioration sensible, les plaques diphthéritiques, de toute l'arrière bouche s'effacent, la malade trouve qu'elle a

plus d'énergie; il y a toujours de la douleur pour la déglutition; la voix très altérée, on continue les mêmes moyens.

27 *avril.* Nuit assez bonne, plusieurs heures de sommeil, légère moiteur à la peau, la peau est couverte d'un érythème sur tout le corps. Etat général meilleur ; la voix revient, la bouche se nettoie ; il n'y a plus de fétidité de l'haleine, la malade demande à manger. Même prescription que la veille, un peu de bouillon de bœuf.

28 *avril.* Nuit bonne : elle commence à se dégoûter de la potion boratée, la bouche est entièrement débarrassée de l'éruption dont elle était le siége, ainsi que les amygdales; seulement toutes les parties qui en ont été le siége, sont d'un rouge framboisé; l'érythème de la peau a presque disparu. Prescription : lavement émollient, potion gommeuse simple, bouillon de bœuf, infusions de fleurs de tilleul.

29 *avril.* Nuit très bonne, voix ayant presque son timbre normal, plus de douleurs à la déglutition, appétit. Prescription, potage au gras. Cesser tout médicament.

30 *avril.* Convalescence complète, légère alimentation.

3 *mai.* Retour à la santé.

Dans cette observation, la quantité de borax employé à l'intérieur a été dans l'espace de six jours, de deux cents grammes.

FIN

Paris. — Typ Moquet, rue des Fossés-St-Jacques, 11.

www.ingramcontent.com/pod-product-compliance
Ingram Content Group UK Ltd.
Pitfield, Milton Keynes, MK11 3LW, UK
UKHW020410220726
13923UKWH00004B/1867